AF309852

NOTE

SUR LA

MÉTHODE D'ASPIRATION

CONTINUE

ET SUR

SES AVANTAGES POUR LA CURE DES GRANDES AMPUTATIONS

Lue à l'Académie des sciences le 4 novembre 1867

PAR

M. LE DR MAISONNEUVE

CHIRURGIEN DE L'HOTEL-DIEU DE PARIS

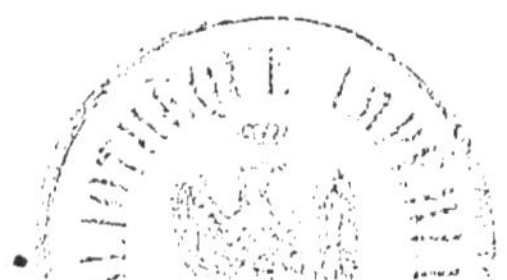

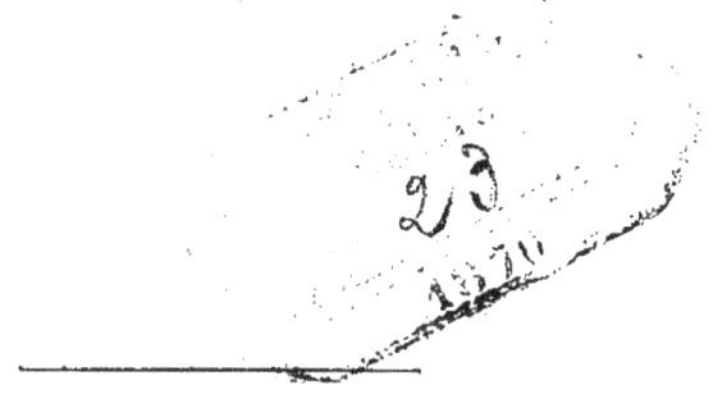

PARIS

IMPRIMERIE SIMON RAÇON ET CIE

1, RUE D'ERFURTH, 1

—

1869

NOTE

SUR LA

MÉTHODE D'ASPIRATION

CONTINUE

ET SUR

SES AVANTAGES POUR LA CURE DES GRANDES AMPUTATIONS

Lue à l'Académie des sciences le 4 novembre 1867

PAR M. LE Dr MAISONNEUVE

CHIRURGIEN DE L'HOTEL-DIEU DE PARIS

Dans un travail récent que nous avons eu l'honneur de présenter à l'Académie[1], nous exposions :

Que les accidents fébriles si nombreux et si variés qui compliquent le plus grand nombre des blessures et qui constituent le principal danger des opérations chirurgicales, étaient toujours le résultat d'un empoisonnement.

Nous faisions voir comment les liquides exsudés de la surface des plaies mouraient au contact des corps étrangers ou de l'air extérieur ; comment, ensuite, ils se putréfiaient et devenaient ainsi des poisons redoutables. Nous tirions, enfin, cette conclusion, que si l'on pouvait empêcher les liquides morts de se putréfier à la surface des plaies, les plus grandes opéra-

---

[1] *Mémoire sur les intoxications chirurgicales.* Décembre 1866.

tions de la chirurgie, telles par exemple que les amputations des membres, pourraient être pratiquées sans compromettre la vie des malades.

Il s'agissait donc de trouver un procédé simple et pratique qui remplît cette indication sinon pour tous les groupes d'opérations, au moins pour quelques-uns des plus dangereux.

Ce procédé, nous croyons l'avoir trouvé pour le groupe redoutable des amputations des membres.

Il consiste *à soumettre le moignon du membre amputé à une aspiration continue, laquelle entraîne les liquides sécrétés par la plaie au fur et à mesure qu'ils perdent leurs propriétés vitales, et les transportent dans un récipient avant qu'ils aient eu le temps de se putréfier.*

Voici comment on l'exécute : Après avoir comme d'habitude arrêté l'écoulement du sang, au moyen de la ligature des vaisseaux, on nettoie la plaie avec le plus grand soin, on la lave avec de l'alcool, on l'essuie avec un linge sec, on en rapproche doucement les bords au moyen de quelques bandelettes de diachylon, *en ménageant avec soin des intervalles propres à l'écoulement des liquides ;* on applique ensuite une couche de charpie, imbibée de liquides antiputrides tels que l'alcool phéniqué, la teinture d'arnica, ou autre substance analogue, puis on maintient le tout avec quelques bandes de linge, imbibées des mêmes liquides.

C'est seulement après ce pansement préliminaire qui diffère peu du pansement usuel, que l'on procède à l'application de l'appareil *aspirateur.*

Cet appareil se compose : 1° d'une sorte de bonnet de caoutchouc muni d'un tube de même substance ; 2° d'un flacon de quatre ou cinq litres de capacité, muni d'un bouchon percé de deux trous ; 3° d'une pompe aspirante munie aussi d'un tube flexible.

Le moignon d'amputation, enveloppé de son pansement, est d'abord coiffé du manchon de caoutchouc, l'orifice de celui-ci embrasse exactement le pourtour du membre, tandis que l'extrémité de son tube est adaptée à l'une des ouvertures du bouchon. A l'autre s'adapte le tuyau de la pompe aspirante, puis on fait agir le piston.

Bientôt l'air contenu dans le flacon est en partie aspiré et chassé. Les liquides du pansement, mêlés à ceux qui suintent de la plaie sont aspirés eux-mêmes et viennent tomber dans le flacon. Le manchon de caoutchouc privé de l'air qu'il contenait s'affaisse et s'applique exactement sur le moignon.

Le poids de l'atmosphère exerçant, par son intermédiaire, une compression puissante, maintient exactement en contact les surfaces divisées, en même temps qu'il expulse des profondeurs de la plaie tous les liquides non organisables.

D'une autre part, l'aspiration continue produite par la raréfaction de l'air du flacon exerce sur ces mêmes liquides un appel incessant qui non-seulement empêche leur stagnation dans les pièces du pansement, mais encore et surtout ne permet pas que ces mêmes liquides morts puissent séjourner dans la profondeur de la plaie, et y devenir en se putréfiant la cause de ces accidents redoutables dont nous avons exposé le mécanisme dans un précédent travail.

Ce n'est pas d'un seul jet que cette méthode d'aspiration est arrivée au degré de perfection relative où nous la voyons. Dès 1849, à l'hôpital Cochin, nous avions déjà fait quelques tentatives pour l'introduire dans la pratique chirurgicale. Mais à cette époque, outre que la théorie de l'intoxication n'existait point encore et que nous n'avions que des idées vagues sur le vrai mécanisme des accidents opératoires, nous n'avions pour l'exécution de la méthode qu'un procédé imparfait.

Nous nous servions bien déjà du manchon de caoutchouc

et de la pompe aspiratrice[1] ; mais n'ayant point eu l'idée de munir notre appareil d'une capacité intermédiaire, susceptible de maintenir le vide, l'aspiration ne se produisait en réalité qu'au moment où l'opérateur faisait mouvoir le piston.

D'une autre part, le pus attiré dans la pompe elle-même, ne trouvant d'issue qu'à travers le piston, s'échappait par la partie supérieure de l'instrument et venait inonder l'opérateur et les aides.

Malgré l'excellent résultat que nous avions obtenu dans une amputation majeure, ces inconvénients accessoires nous parurent tels que nous crûmes devoir laisser de côté ces tentatives et donner à nos recherches une autre direction. Mais, pendant ces recherches, la doctrine de l'intoxication se dégageait de plus en plus dans notre esprit ; elle s'y était graduellement élevée au rang de principe fondamental de la chirurgie, et nous étions enfin arrivé à cette certitude, qu'aucun accident fébrile ne peut se manifester après les opérations tant que les liquides en contact avec les surfaces traumatiques conservent leur vitalité, ou tant qu'ils ne sont pas transformés par la putréfaction en substance toxique.

Nous en avions déduit cette conséquence *que, pour prévenir les accidents opératoires, il fallait : soit empêcher le poison de naître, soit lui fermer les voies par lesquelles il pourrait pénétrer, soit enfin en produire l'élimination.* (*Clinique chirurg.*, préface, p. iij, 1863.)

Armé de notre nouvelle théorie, nous étions déjà parvenu à grouper toute une série de méthodes opératoires antiputrides dont nous faisions la base de notre pratique chirurgicale : opération sous-cutanée, divulsion, ligature extemporanée, cautérisation en flèches, pansements alcooliques, irrigation

---

[1] Voy. l'Observation n° 1.

continue, etc.; aussi les accidents consécutifs aux opérations étaient-ils devenus pour nous de plus en plus rares.

Une lacune grave cependant existait encore en ce qui concerne les grandes amputations des membres, où la mortalité n'avait subi qu'une diminution insignifiante.

Malgré tous nos efforts et malgré ceux des hommes éminents qui poursuivaient, ainsi que nous, la solution de cet important problème, celui-ci subsistait encore tout entier.

C'était en vain que Bonnet, Pétrequin et l'école de Lyon avaient expérimenté la cautérisation superficielle de la plaie, au moyen de l'azotate d'argent ou du perchlorure de fer; que Baudens avait essayé la glace, Guyot les bains d'air chaud, Batailhé les lotions alcooliques, d'autres les irrigations continues, nous-même la diaclasie, et la méthode d'aspiration intermittente: aucune de ces tentatives n'avait donné de résultats complets.

Les choses en étaient là quand M. Jules Guérin, qui, lui aussi, mais dans un autre ordre d'idées que nous, poursuivait la solution du même problème, nous proposa d'expérimenter dans nos salles de l'Hôtel-Dieu son appareil d'*occlusion* pneumatique, destiné, dans la pensée de l'auteur, à *clore hermétiquement les plaies et à les soustraire à l'influence de l'air, aussi bien qu'aux émanations putrides dont pouvaient s'imprégner les pièces du pansement.*

Le procédé qu'il employait pour obtenir ce résultat consistait : 1° à *fermer exactement* la plaie, par des sutures et des bandelettes agglutinatives ; 2° à l'isoler de l'extérieur au moyen d'enveloppes imperméables de gutta-percha ; 3° enfin à recouvrir le tout du manchon de caoutchouc, dont on extrayait l'air en le mettant en communication avec une cloche métallique de grande capacité et où le vide avait été fait d'avance.

Ce moyen d'occlusion avait quelque ressemblance avec celui dont nous avions fait usage autrefois, dans un but tout autre, celui d'*extraire de la plaie les liquides putréfiables*[1]. Mais il possédait en plus une qualité précieuse *que nous avions vainement cherchée*, celle d'agir d'une manière continue. Cette qualité nous frappa vivement, et, bien que notre opinion sur la valeur de la méthode d'*occlusion* fût toute différente de celle de notre éminent confrère, nous résolûmes d'expérimenter son appareil dans les grandes amputations.

La première application eut lieu chez un homme avancé en âge et dans de très-mauvaises conditions de santé. Le succès fut néanmoins complet et rapide.

La deuxième n'eut pas les mêmes résultats, bien que le malade fût dans des conditions meilleures.

Dans la théorie de M. Guérin, cette différence de résultat ne s'expliquait pas ; dans la nôtre, la cause en était évidente.

En effet, chez le premier malade, celui qui avait guéri, le pansement fait par nous-même l'avait été de manière à permettre l'écoulement facile des liquides non organisables fournis par la surface de la plaie, de sorte que ceux-ci, se trouvant aspirés au fur et à mesure de leur sécrétion, étaient entraînés dans la cloche pneumatique avant même d'avoir perdu toute leur vitalité.

Chez l'autre, au contraire (celui qui succomba), l'occlusion pratiquée par M. Guérin lui-même avait été faite exactement au moyen de nombreux points de suture, d'une carapace de bandelettes agglutinatives, et d'une enveloppe imperméable de gutta-percha, de sorte que les liquides ne pouvant s'échapper de la plaie s'y accumulèrent et devinrent, en se putréfiant, la cause des accidents toxiques auxquels le malade succomba[2].

Dans ces deux faits en apparence contradictoires, se trouvait donc la confirmation complète de notre théorie de l'in-

---

[1] Voy. l'Observation n° 1.

[2] Voy. l'Observation n° 3.

toxication ; mais si l'*occlusion pneumatique* se trouvait en défaut, l'*appareil* imaginé pour la produire nous parut posséder un *mécanisme* précieux, dont nous résolûmes de faire usage pour réaliser l'*aspiration continue des liquides*. Ce mécanisme consistait dans l'emploi d'une capacité à parois rigides qui, communiquant avec le manchon de caoutchouc, y entretenait le vide d'une manière durable; seulement, l'appareil employé par M. Guérin nous paraissant avoir quelques inconvénients, dus surtout à l'opacité de ses parois, à son volume et à la complication de son mécanisme, nous résolûmes de reprendre simplement l'appareil que nous avions imaginé en 1849 et d'y ajouter seulement un *gros flacon de 4 à 5 litres* pour servir d'intermédiaire entre le manchon de caoutchouc et la pompe aspirante destinée à y faire le vide. Par ce moyen, quand le vide est opéré dans l'appareil, un double effet se produit : d'abord le manchon de caoutchouc, dont les parois sont minces et flexibles, s'affaisse sous le poids de l'atmosphère et, comprimant ainsi le moignon d'une manière puissante et régulière, *en expulse tous les liquides non organisables ;* d'autre part, le flacon dont les parois rigides résistent au poids de l'air, maintient le vide dans son intérieur, et ce vide, exerçant une aspiration continue, entraîne dans sa capacité tous les liquides expulsés de l'intérieur du moignon aussi bien que ceux dont les pièces de pansement sont imprégnées. De cette manière se trouve annihilée la cause principale des accidents toxiques consécutifs aux amputations.

Depuis que nous avons adopté ce mode de pansement, nous avons pratiqué diverses amputations de cuisse, de jambe, de bras et d'avant-bras qui ont guéri avec une rapidité merveilleuse, non-seulement sans accidents graves, mais encore sans que les malades aient éprouvé même la fièvre traumatique.

LISTE
des Amputations traitées jusqu'à ce jour par la méthode d'aspiration.

NUMÉROS.	NOM.	AGE.	MEMBRE AMPUTÉ.	DATE DE L'OPÉRATION.	RÉSULTAT.		DATE DE LA SORTIE.
1	Ninot (Augustine)	22 ans.	Genou gauche.	2 mars 1854	Guéri.		23 avril 1854.
2	Léclanchot.	65 ans.	Cuisse gauche.	18 juin 1866.	Guéri.		25 novembre 1866.
3	Cattin.	17 ans.	Cuisse gauche.	20 nov. 1866.	Guéri.		30 décembre 1866.
4	Defassiaux.	26 ans.	Cuisse gauche.	21 juin 1867.	Guéri.		16 août 1867.
5	Doucher.	16 ans.	Cuisse gauche.	19 juillet 1867.	Guéri.		9 septembre 1867.
6	Rôti.	30 ans.	Cuisse droite.	9 octobre 1867.	Guéri.		22 mai 1868.
7	Martel.	04 ans.	Cuisse droite.	11 février 1868.		Mort.	1er mars 1868. Infection putride antérieure à l'opération.
8	Hossmann.	22 ans.	Cuisse gauche.	31 mars 1868.	Guéri.		Service de M. Laugier.
9	Delboze.	27 ans.	Cuisse droite.	13 juillet 1869.	Guéri.		29 octobre 1869
10	Morcq.	25 ans.	Cuisse droite.	27 août 1869.	Guéri.		29 octobre 1869.
11	Chevreux.	32 ans.	Jambe gauche.	10 mai 1867.	Guéri.		13 juillet 1867.

12	Collotte.	27 ans.	Jambe droite.	19 juillet 1867	Guéri.		7 septembre 1867.
13	Latinois.	19 ans.	Jambe droite.	31 mars 1867.	Guéri.		28 mai 1868.
14	Pasquet.	33 ans.	Les deux jambes.	22 mai 1867.		Mort.	29 mai. — Résorption putride antérieure à l'opération.
15	Villaumé.	50 ans.	Jambe gauche.	13 juillet 1869.	Guéri.		Septembre 1869.
16	Brison.	48 ans.	Jambe droite.	20 juillet 1869.	Guéri.		Septembre 1869.
17	Verdier.	58 ans.	Bras droit.	13 août 1869.	Guéri		Septembre 1869.
18	Bachellerie.	30 ans.	Avant-bras gauche.	26 octobre 1869.	Guéri.		18 janvier 1869.
19	Perrin.	27 ans.	Résection. — Tibia gauche.	30 déc. 1867.	Guéri.		0 février 1868.
20	Thuillier.	16 ans.	Résection. — Tibia gauche.	21 juin 1867.	Guéri.		16 août 1867.
21	Vallot.	10 ans.	Jambe gauche. — Fracture compliquée.	15 octobre 1866.	Guéri.		1er février 1867.
22	Germain	20 ans.	Jambe gauche. — Fracture compliquée	5 février 1867.	Guéri.		21 mars 1867.
23	Hubert (Jean-Xavier).	23 ans.	Extraction de l'astragale.	15 juin 1869.	Guéri.		14 septembre 1869.
24	Brochu.	16 ans.	Abcès par congestion.	15 février 1868.	Guéri.		
25	Lendormi.	47 ans.	Plaie pénétrante du genou.	6 octobre 1866.	Guéri.		20 octobre 1868.
26	Laurent.	47 ans.	Résection du coude.	21 janvier 1868.	Guéri.		27 mars 1868.
27	Boulnois.	53 ans	Gros orteil, 1er métatarse.	7 février 1868.	Guéri.		19 mars 1868.
28	Lecerf.	69 ans.	Pouce.	21 février 1868.	Guéri.		7 mars 1868.

Obs. 1ʳᵉ. — *Désarticulation du genou pour un ostéosarcome du péroné. — Aspiration intermittente. — Guérison.*

(Lue à l'Académie de médecine en mai 1854.)

Ninot (Augustine), 22 ans, portait à la partie postérieure et externe du jarret gauche une tumeur volumineuse dont elle faisait remonter le début à quatre mois seulement. Les progrès rapides de cette tumeur et les douleurs qu'elle causait l'engagèrent à venir à l'hôpital Cochin solliciter une opération.

La tumeur, du volume d'une tête d'enfant, remplissait le creux proplité et faisait une saillie considérable à la région externe du jarret. Sa base, profondément cachée dans les chairs, nejouissait d'aucune mobilité et se confondait avec les parties osseuses.

L'opération ayant été jugée nécessaire, je me décidai pour la désarticulation du genou, qui fut pratiquée, le 2 mars 1854, de la manière suivante :

La malade étant soumise au chloroforme, je découvris d'abord la tumeur par une incision longitudinale pratiquée sur la ligne médiane du creux du jarret ; puis, dirigeant une incision circulaire autour du membre, immédiatement au-dessous de la rotule, j'entrai dans l'articulation et achevai la désarticulation.

Les ligatures d'artères furent ensuite faites avec soin ; les fils furent laissés pendants entre les lèvres de l'incision postérieure.

La plaie, réunie par des bandelettes agglutinatives et un pansement simple, marcha d'abord assez franchement vers la guérison jusqu'au dixième jour où, vingt-quatre heures après la chute de la ligature, une hémorrhagie grave vint à se produire et nécessita la ligature de l'artère fémorale.

Mais, à partir de ce moment, la plaie avait changé d'aspect, la suppuration devint abondante et fétide; la malade fut en proie à une fièvre hectique qui menaçait de la faire périr.

C'est alors que j'eus l'idée d'envelopper le moignon d'un manchon de caoutchouc vulcanisé muni d'un tuyau par lequel, au moyen d'une pompe, je faisais sortir tous les liquides putrides contenus dans les anfractuosités de la plaie. Cette opération, qui avait en outre l'avantage de maintenir exactement en contact les surfaces traumatiques, au moyen de la pression que l'air exerçait sur le manchon de caoutchouc dans lequel le vide se trouvait produit, amena promptement l'accolement des surfaces, et surtout fit entièrement disparaître la fétidité du pus ainsi que la fièvre hectique qui en était la conséquence.

Dès ce moment, rien ne vint plus entraver la marche de la guérison, et la malade put sortir de l'hôpital le 23 avril 1854.

Obs. 2ᵉ. — *Arthrite suppurée du genou gauche. — Amputation de la cuisse. — Emploi des lotions alcooliques et de l'aspiration continue. — Guérison.*

Léclanchot (Jacques), âgé de 63 ans, marchand ambulant, se présenta à l'Hôtel-Dieu, le 12 mai 1866, pour y être traité d'une tumeur blanche du genou gauche. Cette affection, de date encore récente, puisqu'elle remontait à peine à 8 mois, avait fait des progrès rapides et déterminait d'horribles douleurs. Bien que dès le premier jour on eût reconnu l'existence d'une suppuration intra-articulaire, on crut devoir tenter l'action des moyens résolutifs. Le malade fut soumis à l'usage de l'iodure de potassium; le membre fut parfaitement immobilisé, on exerça sur l'articulation une compression douce et méthodique. Malgré l'emploi de ces moyens, il ne se produisit aucune amélioration; loin de là, l'état général déjà fort ébranlé s'altéra de plus en plus, au point qu'on dut hésiter à proposer l'amputation, de crainte que le malade ne pût la supporter. Après mûres réflexions cependant, l'opéra-tion fut décidée et exécutée, le 18 juin 1866, de la manière suivante :

Le malade étant soumis au chloroforme, nous taillâmes d'abord par transfixion un large lambeau externe; dans un deuxième temps, nous fîmes la section du fémur; puis, re-prenant le couteau, nous achevâmes l'opération en taillant à plein tranchant un large lambeau interne.

Les ligatures furent ensuite pratiquées avec soin, la plaie lavée avec l'alcool à 40°, puis essorée avec un linge sec. Ses lèvres furent rapprochées mollement et maintenues au moyen de quatre points de suture très-espacés ; on appliqua de suite sur le moignon des compresses longuettes, puis une bande circulaire, le tout imbibé d'une solution de permanganate de potasse. Ceci étant fait, M. Jules Guérin, qui avait proposé d'expérimenter devant les élèves son appareil d'occlusion pneumatique, voulut bien en faire l'application : il coiffa d'a-bord le moignon, couvert de son pansement, d'un bonnet de caoutchouc vulcanisé muni de son tube; il adapta ensuite ce tube à un cylindre en cuivre de 40 litres environ de ca-pacité dans lequel le vide avait été préalablement fait à 0,75, environ. Aussitôt que l'on eut tourné le robinet du cylindre pour établir la communication entre les deux capacités, l'air contenu dans le bonnet en caoutchouc fut vivement aspiré, et les parois élastiques du manchon virent s'appliquer avec exactitude sur le moignon, en exerçant sur lui une compres-sion douce et régulière. Chaque jour, à la visite, le pansement fut renouvelé dans ses couches superficielles, et, dès le troi-sième jour, on put, en enlevant quelques bandelettes, con-stater que la réunion était parfaite dans toute l'étendue de la plaie, sauf en deux points qui étaient restés ouverts et par lesquels s'était écoulée une certaine quantité de liquides sanieux et purulents. Aucun accident fébrile ou autre ne se manifesta. Le sixième jour, on enleva les fils de suture, et ver le douzième jour, les fils à ligature furent éliminés spontanément.

Cette cicatrisation obtenue si rapidement ne s'est pas démentie, seulement les deux trajets fistuleux ont persisté plusieurs mois, mais la santé générale est redevenue parfaite, et le malade s'exerce à marcher avec son cuissard.

Obs. 3ᵉ. — *Arthrite fongueuse du genou.* — *Amputation de la cuisse.* — *Emploi des lotions à l'alcool et de l'occlusion pneumatique.* — *Mort en quatre jours.*

Morellet, âgé de 40 ans, était atteint depuis 2 ans d'une tumeur blanche fongueuse du genou droit, pour laquelle il avait subi sans résultat de nombreux traitements dans divers hôpitaux. Sa constitution néanmoins était peu altérée, il avait conservé l'appétit et le sommeil, la poitrine n'inspirait aucune inquiétude, et si ce n'eût été la maladie du genou, cet homme pouvait être considéré comme en bonne santé.

Mais l'affection du genou existait depuis longtemps, rien n'y avait jusqu'alors apporté d'amélioration, et depuis un mois qu'il était à l'Hôtel-Dieu, les choses n'avaient aucunement chamgé. Dans ces conditions, le malade réclamait avec instance l'amputation.

La prompte guérison, obtenue chez le malade précédent, nous engagea à céder à son désir, et l'opération fut résolue pour le 28 septembre 1866. M. Guérin, qui, malgré l'excellent résultat obtenu dans le cas précédent, ne trouvait pas que l'occlusion eût été faite exactement, demanda à faire de nouveau l'application de son appareil; il désira, en outre, que l'opération fût exécutée suivant ses indications, et que le pansement lui fût entièrement confié, ce qui lui fut accordé.

L'amputation pratiquée par nous fut exécutée par le procédé à 2 lambeaux. Ceux-ci, sur la demande de M. Guérin, furent tenus assez courts pour qu'il ne restât aucun vide entre eux quand on rapprocherait leurs bords.

M. Guérin se mit alors en devoir d'exécuter le pansement, il rapprocha les lèvres des 2 lambeaux, les affronta; puis, au moyen de 12 points points de suture, il les fixa dans cette position; plusieurs fois en lui voyant faire cette manœuvre, nous essayâmes, mais en vain, de l'en dissuader, lui faisant part des inconvénients graves qu'il avait vus résulter d'une occlusion rigoureuse dans la réunion dite par première intention.

Par-dessus cette suture M. Guérin appliqua une série de bandelettes de diachylon formant carapace, puis des compresses imbibées d'une solution de permanganate de potasse, puis une lame très-mince de gutta-percha, puis enfin une bande destinée à fixer le tout.

C'est sur ce pansement que fut ensuite appliqué le manchon de caoutchouc dont le tube fut mis en communication avec la cloche pneumatique.

Aussitôt, l'air contenu dans le manchon fut aspiré par le vide de la cloche; le manchon comprimé par l'atmosphère plus dense s'affaissa et se moula sur le moignon qu'il comprimait.

Pendant la nuit le malade eut de l'agitation, il éprouva dans le moignon quelques douleurs, qui s'accentuèrent davantage le lendemain, 29 septembre. Le pansement superficiel n'ayant rien révélé de remarquable, M. Guérin réappliqua l'appareil, et donna quelques calmants; le surlendemain 30, le malade était plus agité, il avait de la fièvre, absence complète d'appétit, de la soif; le moignon ne présentait encore à la surface rien d'extraordinaire.

Mais, le 1ᵉʳ octobre, à la visite, le malade, qui avait eu un frisson de plus d'une heure pendant la nuit, était en proie à une fièvre violente; le pouls était à 130, le visage profondément altéré, les forces entièrement prostrées.

L'appareil d'occlusion fut enlevé complétement, on découvrit le moignon, qui était tendu et fluctuant. On se mit en devoir d'enlever les points de suture; et à peine les premiers furent-ils divisés, qu'il s'échappa de la plaie un flot de liquide sanieux et fétide mêlé de quelques gaz.

Le soir même, le malade succombait, malgré l'emploi des toniques et des antiputrides.

Ce fait malheureux m'affligea profondément mais ne me surprit pas. Il n'était au contraire que trop cruellement logique.

L'occlusion de la plaie avait été parfaite, et la suppression de l'air autour du moignon avait atteint la dernière limite du possible. Pour nous la méthode de l'occlusion pneumatique était radicalement jugée; elle était non-seulement impuissante à prévenir les accidents, mais encore elle était éminemment dangereuse, au même titre, du reste, que la fameuse méthode de réunion par première intention qui a causé tant de désastres.

Mais, quelque désastreux qu'il fût, ce second fait n'enlevait rien à la signification du précédent. Au contraire, il la rendait plus éclatante encore; il démontrait surabondamment que ce n'était pas au contact de l'air que devaient être attribués les accidents traumatiques, mais bien à l'intoxication produite par la rétention des liquides morts au sein des tissus vivants.

Cette conviction, nous l'avions exprimé depuis longtemps dans notre *Clinique chirurgicale*, nous en avions fait récem-

---

¹ *Clinique chirurgicale.* 1863, t. Iᵉʳ, p. xviii.

ment l'objet d'une communication à l'Institut, mais les moyens de parer à cette intoxication n'avaient pas jusqu'alors répondu à nos désirs ; aussi fûmes-nous heureux de trouver, dans l'appareil employé pour l'occlusion, un mécanisme propre à réaliser notre but. Ce mécanisme qui, dans la méthode de l'occlusion, avait pour objet principal de clore plus exactement la plaie et de soustraire la partie malade à l'influence de l'air, nous parut pouvoir être utilisé avec avantage pour extraire des profondeurs des plaies anfractueuses des liquides morts et produire leur élimination définitive dans un réservoir où il est facile d'en neutraliser les propriétés malfaisantes.

En effet, si, par le fait du vide produit dans le bonnet de caoutchouc, le poids de l'air exerce une compression douce qui maintient exactement le contact des lèvres de la plaie, il peut aussi expulser des anfractuosités de cette plaie les liquides morts qui s'y trouvent, surtout quand à cette pression s'ajoute cette succion puissante exercée par le vide. Mais pour cela faut-il encore une condition essentielle, c'est qu'au lieu d'être hermétiquement close par des sutures et des bandelettes agglutinatives, comme dans la méthode de l'occlusion, cette plaie reste suffisamment ouverte pour que rien ne puisse empêcher les liquides de sortir.

D'une autre part, du moment que l'aspiration des liquides devient le but essentiel de l'appareil, il est indispensable que les parois de la capacité vide soient transparentes, afin qu'à chaque instant le chirurgien puisse s'assurer *de visu* du fonctionnement de l'appareil, reconnaître la quantité et la qualité des liquides aspirés, ce qui était complétement impossible avec la cloche métallique, et ce qui du reste n'avait absolument aucun intérêt dans la méthode de l'occlusion.

Nous fîmes en conséquence disposer des appareils fort simples et très-portatifs, consistant en un simple flacon de 4 à 5 litres, dont le bouchon, percé de 2 trous, recevait d'une part le tube du manchon de caoutchouc, de l'autre part un tube attenant à une petite pompe aspirante destinée à faire le vide. C'est cet appareil que nous avons désigné sous le nom d'*appareil aspirateur*, et dont nous faisons désormais un usage journalier, non-seulement dans les cas d'amputation, mais encore dans les abcès profonds, simples ou par congestion, dans les hydropisies diverses, articulaires ou viscérales, dans les kystes de l'ovaire, les fractures compliquées, et généralement toutes les affections où l'indication se présente d'extraire des liquides profondément situés.

Obs. 4ᵉ. — *Tumeur blanche suppurée du genou. — Amputation de la cuisse. — Lotions alcooliques. — Aspiration continue. — Guérison.*

Cattin (Sébastien), 17 ans, domestique, entre à l'Hôtel-Dieu, le 22 février 1866, pour y être traité d'une tumeur blanche du genou gauche. Pendant près de huit mois, le malade fut soumis à de nombreuses médications, tant internes qu'externes, telles que vésicatoires, cautérisation transcurrente, badigeonnage à la teinture d'iode, frictions, bains sulfureux, préparations iodurées, ferrugineuses, bromurées, amères, etc.

Loin de s'amender, le mal ne fit que devenir plus grave, les douleurs surtout devinrent intolérables. Voyant que l'état général se détériorait chaque jour, que la poitrine était déjà gravement compromise, M. Maisonneuve jugea qu'il était urgent de proposer l'amputation de la cuisse.

Cette opération fut pratiquée, le 24 octobre 1866, par la méthode à deux lambeaux. Les vaisseaux fémoraux, placés dans le lambeau interne, ne furent coupés qu'à l'extrémité même de ce lambeau, et la ligature ne fut appliquée scrupuleusement que sur l'artère.

Une fois le sang étanché, la plaie fut nettoyée avec soin, puis lavée largement avec l'alcool. Ses lèvres, doucement maintenues par une bande roulée et de rares bandelettes de diachylon, furent recouvertes de quelques compresses trempées dans la teinture d'arnica; enfin, par-dessus ce pansement, M. Maisonneuve fit l'application de son nouvel appareil pour l'*aspiration continue*[1].

A peine quelques coups de piston eurent-ils été donnés, que le manchon s'affaissa sur le moignon en s'y moulant exactement. En même temps on vit couler dans le flacon les liquides aromatiques dont les bandes étaient imbibées, puis ces liquides mêlés de sang.

Le lendemain, à la visite, le malade était dans l'état le plus satisfaisant; il n'avait pas eu de fièvre, il avait eu de l'appétit, un bon sommeil; l'aspiration avait fonctionné régulièrement, ainsi que l'attestait la quantité de liquides sanieux contenus dans le flacon, le malade lui-même l'avait activée deux ou trois fois en donnant quelques coups de piston à la pompe. Le troisième jour, le bonnet de caoutchouc ayant été enlevé, on put s'assurer que le moignon était dans les meilleures conditions; déjà même les lèvres de la plaie étaient en grande partie agglutinées. Le pansement fut renouvelé seulement dans les pièces les plus superficielles, et, comme le premier jour, les compresses qui couvraient les plaies furent imbibées de teinture d'arnica. L'appareil aspirateur fut ensuite réappliqué, pour n'être enlevé définitivement que le quinzième jour, alors que la cicatrisation était complète, sauf deux points fistuleux par lesquels sortirent bientôt les nœuds des fils à ligature.

Pendant tout ce temps l'état général s'était notablement amélioré, les sueurs nocturnes avaient cessé, la toux était moins fréquente. Cet état continua jusqu'à la fin de décembre.

---

[1] Voy. le dernier paragraphe de la page n° 2.

Le malade, entièrement guéri de son amputation, était désigné pour aller passer sa convalescence à Vincennes ; mais, le 2 janvier, après un refroidissement, il fut pris d'une pleurésie du côté droit. Les accidents tuberculeux reparurent plus menaçants et marchèrent avec une telle rapidité que le malade succomba le 22 janvier 1867, sans toutefois qu'il se fût rien manifesté du côté du moignon, dont la cicatrisation resta intacte.

Obs. 5ᵉ. — *Arthrite suppurée du genou gauche. -- Amputation de la cuisse. — Emploi de l'aspiration continue. — Guérison.*

Defassiaux (Joseph), âgé de 26 ans, vint à l'Hôtel-Dieu, le 24 avril 1867, pour y être traité d'une tumeur blanche du genou gauche. Après divers traitements essayés inutilement pendant près de deux mois, l'amputation de la cuisse fut jugée nécessaire et pratiquée, le 21 juin, par la méthode à 2 lambeaux. Après les ligatures des artères, la plaie fut lavée à l'alcool pur, puis essuyée. Les lambeaux furent ensuite rapprochés à leur base au moyen d'une bande circulaire, et leurs bords maintenus au moyen de quatre bandelettes de diachylon, après quoi l'on appliqua l'appareil aspirateur. La nuit même de l'opération, le malade dormait d'un sommeil paisible. Le lendemain, à la visite, il était absolument sans fièvre, le flacon de l'appareil contenait environ 100 grammes de liquides provenant tant de l'intérieur du moignon que des pièces extérieures du pansement, lesquelles avaient été imbibées de teinture d'arnica. Ce liquide, de couleur brunâtre, avait peu d'odeur. Quant au moignon lui-même, on ne crut pas devoir le mettre à nu ; M. Maisonneuve se contenta d'enlever momentanément le manchon de caoutchouc pour arroser les pièces du pansement de teinture d'arnica, puis l'appareil fut remis en place. Le 23 juin, troisième jour, le malade étant toujours exempt de fièvre et dans les meilleures conditions, on ne toucha même pas à l'appareil, si ce n'est pour vider le flacon des liquides sanguinolents qu'il contenait. Il en fut de même chaque matin jusqu'au 29, huitième jour, où le pansement fut complétement renouvelé. Déjà les lambeaux étaient en grande partie soudés; il restait seulement trois ou quatre points où la réunion n'existait pas et d'où suintait du pus en petite quantité venant probablement des ligatures d'artères.

Du reste, l'état du malade était excellent : l'appétit et le sommeil ne laissaient rien à désirer. Le 8 juillet, on enleva définitivement l'appareil, et l'on se borna à un pansement simple avec solution d'acide phénique au centième. Pendant huit jours encore il s'écoula un peu de pus par les trois orifices fistuleux ; puis ceux-ci se fermèrent. Enfin, le 16 août, le malade sortait de l'hôpital, entièrement guéri.

Obs. 6ᵉ. — *Arthrite suppurée du genou et nécrose du tibia gauche. — Amputation de la cuisse. — Emploi de l'aspiration continue. — Guérison.*

Boucher (Charles), âgé de 16 ans, vint à l'Hôtel-Dieu, le 5 juillet 1867, pour y être traité d'une nécrose de la presque totalité du tibia gauche avec pénétration du pus dans l'articulation du genou. Dans ces conditions, M. Maisonneuve pensa que l'amputation était l'unique ressource et y procéda le 10 juillet. Elle eut lieu d'après la méthode à lambeaux, pendant le sommeil chloroformique. Après les ligatures faites, la plaie fut lavée à l'alcool, puis essuyée avec soin. Les deux lambeaux furent ensuite juxtaposés, soutenus à leur base par une petite bande circulaire, puis leurs bords mis en contact par quatre bandelettes de diachylon. Le moignon fut ensuite recouvert de gâteaux de charpie imbibée de teinture d'arnica et de légères compresses, après quoi il fut soumis à l'aspiration continue. Sous l'influence de ce pansement la plaie d'amputation se cicatrisa avec promptitude et sans même qu'il se manifestât le moindre mouvement de fièvre. Chaque matin on renouvelait le pansement extérieur, on vidait le flacon des liquides sanguinolents qu'il contenait et dont la quantité diminuait chaque jour, enfin le 25 juillet les ligatures étant tombées, on se contenta d'un simple pansement à la charpie sèche.

Le 9 septembre, le malade sortait de l'hôpital, deux mois à peine après l'opération.

Obs. 7e. — *Arthrite fongueuse du genou droit.* — *Amputation de la cuisse.* — *Emploi de l'aspiration continue.* — *Guérison.*

Rôti (Victor), âgé de 59 ans, chiffonnier, fut admis à l'Hôtel-Dieu, le 28 septembre 1867, pour une tumeur blanche suppurée du genou droit; le malade était en outre dans un état d'émaciation et d'épuisement extrême qui fit hésiter d'abord à proposer l'amputation. Elle eut lieu cependant, le 9 octobre, par la méthode à 2 lambeaux, les ligatures furent faites avec le plus grand soin; les fils furent coupés au ras du nœud, la plaie fut ensuite lavée avec de l'alcool pur, puis essuyée avec un linge sec, et les deux lambeaux rapprochés exactement. Les bords de la plaie furent maintenus par quelques bandelettes de diachylon, suffisamment espacées pour permettre l'écoulement facile des liquides qui devaient suinter de la plaie. On recouvrit ensuite le moignon de charpie imbibée de teinture d'arnica coupée et de quelques compresses trempées dans le même liquide; ensuite on appliqua l'appareil aspirateur.

Au premiers coups de piston de la pompe, les liquides du

pansement mêlés déjà d'un peu de sang, s'écoulèrent dans le flacon ; dans la journée ce fut plus particulièrement du sang noirâtre, qui, se trouvant mêlé avec les liquides alcooliques, ne prit pas d'odeur.

Pendant douze jours le même pansement fut continué avec soin. La plaie paraissant cicatrisée, on crut devoir supprimer l'appareil. Mais les jours suivants, la rétraction des chairs amena l'os près de la surface, bientôt il rompit la cicatrice. On fut obligé de remettre l'appareil, ce qui n'empêcha pas qu'une suppuration s'établît autour de l'extrémité osseuse et que celle-ci se nécrosât superficiellement. Cet incident retarda la guérison complète de plus de six semaines, mais sans donner lieu à aucune crainte pour la vie. Enfin, le 26 décembre, la virole osseuse se détacha et la cicatrice ne tarda pas à s'effectuer. Toutefois le malade n'est sorti de l'hôpital que le 22 mai de l'année 1868.

Obs. 8ᵉ. — *Arthrite suppurée du genou droit. — Amputation de la cuisse. — Application de l'aspiration continue. — Mort par suite des accidents d'infection putride antérieurs à l'amputation.*

Martel (Françoise), femme de journée, âgée de 64 ans, entra à l'Hôtel-Dieu, le 28 janvier 1868, pour une tumeur blanche avec épanchement considérable dans l'articulation du genou droit. Une ponction exploratrice fut pratiquée, le 31 janvier, avec un trocart fin et donna issue à un pus séreux. Après l'évacuation de ce pus, la plaie fut fermée au moyen d'un morceau de sparadrap de diachylon. Quelques jours se passèrent sans accidents, mais vers le 5 février le genou se tuméfia, devint tendu et douloureux ; il survint de la fièvre, de la diarrhée. Évidemment la malade se trouvait sous le coup d'une résorption putride. L'amputation fut proposée et exécutée, .

le 11 février, par la méthode circulaire. La plaie d'amputation
fut, après les ligatures, lavée largement à l'alcool, puis rapprochée au moyen de bandelettes de sparadrap. Des gâteaux
de charpie imbibée de teinture d'arnica, soutenus par quelques compresses et une bande, complétèrent le pansement,
et le tout fut enveloppé du bonnet de caoutchouc pour l'aspiration continue. Les premiers jours se passèrent assez bien,
seulement la diarrhée persistait, le soir il y avait toujours un
peu de fièvre. Vers le 20 février, les accidents, au lieu de céder aux divers moyens employés pour les combattre, augmentèrent d'intensité, les forces s'affaiblirent ; et bien que l'état
de la plaie d'amputation eût conservé un aspect satisfaisant,
la malade s'éteignit le 1ᵉʳ mars, 20 jours après l'opération.

Obs. 9ᵉ. *Arthrite fongueuse du genou gauche. — Amputation de
la cuisse. — Application de l'aspiration continue. — Guérison.*

Hossmann (Philippe), âgé de 22 ans, entra à l'Hôtel-Dieu le
27 juillet 1867, dans le service de M. Laugier, pour y être
traité d'une tumeur blanche suppurée du genou gauche, datant
de plus de 5 ans. Après un long séjour à l'hôpital, l'état du
malade ne faisant que s'aggraver, l'amputation de la cuisse
fut décidée et, en l'absence de M. Laugier, exécutée par
M. Maisonneuve, le 31 mars 1868, d'après la méthode circulaire. Les ligatures ayant été faites avec soin, la plaie fut ensuite lavée à l'alcool pur, puis ses lèvres rapprochées et
maintenues avec quelques bandelettes de diachylon ; on fit
ensuite un pansement extérieur avec des gâteaux de charpie
imbibée de teinture d'arnica, et par-dessus on appliqua l'appareil aspirateur, qui fut enlevé chaque jour pour être vidé
des liquides qu'il contenait jusqu'au 9 avril, où on le supprima.

Aucun accident ne vint traverser la guérison ; et le 30 avril, un mois juste après l'opération, le malade n'attend plus qu'une jambe de bois pour sortir de l'hôpital.

Obs. 10ᵉ. — *Arthrite suppurée du genou droit. — Amputation de la cuisse. — Aspiration continue. — Guérison.*

Delboze (Désiré), âgé de 27 ans, employé de commerce, vint à l'Hôtel-Dieu, le 31 mai 1869, pour y être traité d'une tumeur blanche du genou droit. Après un séjour de deux mois et demi, pendant lesquels on employa vainement les médications les plus actives, l'amputation de la cuisse fut décidée et exécutée, le 13 juillet 1869, par la méthode à double lambeau ; immédiatement après la ligature des artères, la surface saignante fut lavée à l'alcool puis essuyée avec soin ; les deux lambeaux furent rapprochés et maintenus en contact au moyen de quatre bandelettes longitudinales et d'une circulaire peu serrée ; le tout fut ensuite recouvert de plumasseaux de charpie imbibés de teinture d'arnica et maintenus par une petite bande.

Après quoi l'on appliqua l'appareil aspirateur. Celui-ci fut maintenu en place pendant 23 jours, pendant lesquels le pansement se réduisit à renouveler le vide dans le flacon quatre fois par jour et à faire chaque matin un lavage du moignon avec la teinture d'arnica.

Ce lavage s'effectue sans qu'il soit besoin d'enlever le manchon de caoutchouc ; on se contente d'injecter par le tuyau qui communique avec ce manchon 100 grammes environ de liqueur alcoolique, de manière à baigner complétement le moignon pendant quelques minutes. Puis on reprend l'aspiration. Après son opération, le malade n'eut pas même de fièvre, l'appétit ne fut pas un instant suspendu, et quand le 6 août, on supprima l'appareil, la plaie était complétement guéric ; on crut devoir garder le malade à l'hôpital jusqu'au 20 septembre pour consolider la guérison et lui faire confectionner un *cuissard*.

OBS. 11ᵉ. — *Arthrite fongueuse du genou droit. — Amputation de la cuisse. — Aspiration continue. — Guérison.*

Moncq (Jacques), ouvrier cloutier, âgé de 25 ans, entra à l'Hôtel-Dieu, le 28 décembre 1868, pour une arthrite du genou gauche. Pendant plusieurs mois on épuisa contre cette affection tous les moyens connus, tant internes qu'externes. Lorsque enfin le malade, désespéré de ne voir aucune solution à son mal, réclama lui-même l'amputation, qui fut exécutée, le 27 août 1869, suivant les règles ordinaires, anesthésie au chloroforme. Amputation à deux lambeaux obliques. Lavage de la plaie avec l'alcool à 30°. Pansement extérieur avec quatre bandelettes de diachylon, plumasseau imbibé d'*alcool phéniqué*, compresse circulaire, enfin application de l'appareil aspirateur.

Comme d'habitude l'opération eut les suites les plus simples, le pouls s'éleva à peine à 80 ; l'appétit, le sommeil ne firent pas un instant défaut, et lorsque, le vingtième jour, l'appareil fut enlevé, la cicatrisation était complète.

Le pansement ne fut renouvelé qu'une seule fois pendant ces trois semaines ; ce fut le huitième jour. On se borna les autres jours à faire chaque matin une injection de 100 grammes environ d'alcool phéniqué dans le manchon et à renouveler l'aspiration quatre fois par jour.

Le malade n'est point encore sorti de l'hôpital, où il attend que son appareil prothétique soit terminé.

Obs. 12ᵉ. — *Amputation de la jambe gauche au tiers supérieur.*
— Aspiration continue. — Guérison.

Chevreux (Rose), 32 ans, vient à l'Hôtel-Dieu, le 9 mai 1867, pour une tumeur blanche suppurée de l'articulation tibio-tarsienne gauche ; elle avait épuisé auparavant tous les moyens de traitement et savait qu'il n'y avait plus pour elle de res-source que dans l'amputation. Tel fut aussi l'avis de M. Maisonneuve. Aussi l'opération fut-elle pratiquée dès le lendemain de son entrée, le 10 mai 1867, par la méthode circulaire, au tiers supérieur de la jambe. Après les ligatures, la plaie fut lavée à l'alcool, les bords rapprochés doucement par deux bandelettes agglutinatives ; on appliqua ensuite des gâteaux de charpie imbibés de teinture d'arnica et soutenus par des compresses longuettes ; enfin, quand la malade fut remise dans son lit, on appliqua l'appareil aspirateur, qui fut continué pendant quinze jours, avec la précaution de le visiter chaque matin, pour renouveler le pansement et débarrasser le flacon des liquides sanguinolents qui s'étaient écoulés du moignon. Aucun accident ne vint traverser la guérison, la malade n'eut même pas un instant de fièvre et, le 13 juillet, elle sortait de l'hôpital avec sa jambe de bois.

Obs. 13ᵉ. — *Amputation de la jambe gauche. — Aspiration*
continue. — Guérison.

Colotte (Nicolas), 57 ans, fut admis à l'Hôtel-Dieu, le 22 juin 1867, pour y être traité d'une tumeur blanche sup-purée de l'articulation tibio-tarsienne du côté droit ; après un mois de traitement explorateur, la santé générale ayant décliné d'une manière sensible, l'amputation fut résolue ; elle fut pratiquée par la méthode à lambeaux, le 19 juillet, au tiers supérieur de la jambe. Après les ligatures et les lotions alcooliques, le pansement fut fait simplement au moyen de quelques bandelettes de diachylon, puis on appliqua l'appareil aspirateur; celui-ci fut levé chaque jour pour visiter le moignon et débarrasser le flacon des liquides qui s'y étaient accumulés. Le 3 août, les fils à ligature ayant été éliminés, on supprima l'aspiration pour se contenter du pansement à l'acide phénique, qui fut continué jusqu'à guérison.

Aucun incident ne vint contrarier cette cure; le malade n'eut pas même la fièvre traumatique, il sortit de l'hôpital, le 7 septembre, entièrement guéri.

Obs. 14e. — *Amputation de la jambe gauche, au tiers inférieur. — Aspiration continue. — Guérison.*

Latinois (Marie-Louise), 19 ans, entre à l'Hôtel-Dieu, le 28 mars 1868, pour une arthrite suppurée de l'articulation tibio-tarsienne gauche, qu'elle porte depuis deux ans.

Le mardi 31 mars, l'amputation ayant été jugée nécessaire fut pratiquée par la méthode circulaire. Après avoir fait les ligatures, on lava la plaie à l'alcool, et l'on réunit ses bords au moyen de trois bandelettes de diachylon, puis on appliqua le pansement simple, et par-dessus le tout l'appareil aspirateur. Les dix premiers jours se passèrent sans le moindre accident, il n'y eut pas de fièvre, pas d'agitation, l'appareil fonctionnait régulièrement. Chaque jour on levait le manchon pour voir si tout était en ordre, et l'on vidait le flacon des liquides sanguinolents qu'il contenait.

Le dixième jour, après un transport intempestif de la malade d'un lit à un autre, il y eut un peu de fièvre. On remarqua que, par le fait d'une bandelette circulaire, un peu de pus était retenu dans le moignon; on supprima cette bandelette et depuis lors la fièvre ne s'est pas renouvelée, et la malade entièrement guérie sort le 28 mai 1868.

Obs. 15ᵉ. — *Amputation des deux jambes. — Acidents d'infection putride déjà en voie de développement. — Mort.*

Pasquet (Juste), 55 ans, distillateur, entra à l'Hôtel-Dieu, le 31 décembre, pour une double arthrite tibio-tarsienne tuberculeuse et suppurée.; en même temps on reconnut dans les poumons des tubercules déjà ramollis. Cetté circonstance fit longtemps hésiter à proposer l'amputation; cependant après cinq mois de séjour à l'hôpital, la malade, se trouvant épuisée par la suppuration abondante, sollicita si vivement l'opération, que l'on crut devoir céder à sa prière.

En conséquence, le 22 mai, on procéda à l'amputation des deux jambes. Le pansement fut exécuté comme d'habitude, on appliqua en outre un double appareil aspirateur. Le lendemain de l'opération, la malade sembla reprendre quelques forces, mais bientôt les sueurs reparurent ainsi que la diarrhée, et bien qu'il ne se fût manifesté rien d'extraordinaire du côté du moignon, la malade succomba le 29 mai.

Obs. 16ᵉ. — *Arthrite suppurée de l'articulation tibio-tarsienne gauche et du tarse correspondant. — Amputation de la jambe gauche. — Aspiration continue. — Guérison.*

Villaumé (Thérèse), âgée de 50 ans, vint à l'Hôtel-Dieu, le 8 juillet 1869, pour une arthrite suppurée de l'articulation tibio-tarsienne et du tarse du côté gauche. Les désordres étaient tels que toute idée de conservation du membre dut être éloignée; l'opération eut lieu le 15 juillet par la méthode circulaire; après les ligatures, la plaie fut comme d'habitude lavée à l'alcool, ses bords furent rapprochés avec quelques bandelettes de diachylon, recouverts d'un large plumasseau de charpie imbibée de teinture d'arnica ; puis le moignon fut soumis à l'aspiration continue. Aucun accident ne se manifesta, la malade n'eut même pas un instant de fièvre ; le manchon de caoutchouc fut laissé en place jusqu'au 3 août, où il fut supprimé. La plaie terminale du moignon était fermée, seulement il se produisit vers le bas du mollet un phlegmon qui nécessita un coup de bistouri. Depuis lors aucun incident ne vint contrarier la guérison, et, le 15 septembre, la malade n'attend plus pour sortir de l'hôpital que la confection de sa jambe de bois.

Obs. 17ᵉ. — *Arthrite tibio-tarsienne droite suppurée.* — *Amputation sus-malléolaire.* — *Aspiration continue.* — *Guérison.*

Brison (Stéphanie), passementière, âgée de 48 ans, vint à l'Hôtel-Dieu, le 17 juillet 1869, pour une arthrite suppurée de l'articulation tibio-tarsienne et avait déjà depuis un an subi de nombreux traitements sans aucun résultat. Aussi ne fut-elle pas surprise quand on lui dit que l'amputation était nécessaire.

Elle eut lieu, le 20 juillet 1869, par la méthode circulaire et avec les précautions d'usage. Anesthésie au chloroforme, lavage à l'alcool, réunion au moyen des bandelettes agglutinatives, charpie imbibée de teinture d'arnica, enfin aspiration continue.

Cette dernière fut maintenue en place jusqu'au 12 septembre, avec la précaution ordinaire d'opérer chaque jour un lavage du moignon en injectant dans le manchon 150 à 200 grammes de teinture d'arnica, que l'on retirait ensuite par aspiration après quelques minutes.

Aucun mouvement fébrile ne se produisit, et quand le man-

chon fut enlevé, le moignon etait presque entièrement cica-
trisé.

Il se manifesta cependant, comme dans le cas précédent,
un petit phlegmon du mollet qui exigea un coup de bistouri
et des cataplasmes.

Mais, le 15 septembre, tout était rentré dans l'ordre, et la
malade n'attend plus que sa jambe de bois.

Obs. 18e. — *Arthrite suppurée du coude droit.* — *Amputation
du bras.* — *Aspiration continue.* — *Guérison.*

Verdier (Hippolyte), mégissier, âgé de 58 ans, vint à l'Hôtel-
Dieu, le 23 juillet, pour une arthrite suppurée du coude droit
accompagnée de carie fort étendue des extrémités osseuses
et d'altération profonde des parties molles voisines; il existait
en outre une fièvre hectique qui avait épuisé les forces du
malade.

Pendant quelques jours on chercha à relever les forces par
le vin de quinquina, une alimentation substantielle et un
pansement avec l'alcool phénique; mais n'obtenant que peu
d'effets de ces moyens, on crut devoir, pour éviter une ca-
tastrophe imminente, proposer l'amputation du bras.

Celle-ci fut pratiquée, le 15 août 1869, par la méthode à
2 lambeaux. Après la ligature des vaisseaux, la plaie fut lavée
avec l'alcool, les deux lambeaux furent ensuite maintenus
rapprochés au moyen de quelques bandelettes de diachylon et
recouverts de plumasseaux de charpie imbibés de teinture
d'arnica.

C'est par-dessus ce pansement que fut placé l'appareil aspirateur. Celui-ci fut laissé en place jusqu'au 8 septembre, et
pendant ces trois journées, le malade n'éprouva pas le moindre accident; le manchon étant retiré, on se borna à un
simple pansement pour achever la cicatrisation, qui ne fut

complète que vers la fin du mois de septembre, c'est-à-dire après six semaines.

Obs. 19e. — *Arthrite suppurée du poignet gauche. — Amputation de l'avant-bras. — Pansement alcoolique. — Aspiration continue. — Guérison.*

Bachellerie (Marguerite), âgée de 30 ans, cuisinière, vint à l'Hôtel-Dieu, le 20 juillet 1868, pour y être traitée d'une arthrite suppurée du poignet gauche et des deux rangées du carpe. Après avoir vainement épuisé l'immobilisation, les bains de Baréges, l'iodure de potassium, les pansements à l'acide phénique, etc., on se décida à l'amputation, le 26 octobre; elle eut lieu par la méthode à 2 lambeaux. On appliqua le pansement et l'aspiration continue. Aucun accident ne survint pendant le cours du traitement. La cicatrisation était complète, le 18 novembre, quand fut enlevé le manchon. Depuis lors elle ne s'est pas démentie, et la malade sortit de l'hôpital le 18 janvier 1868.

Obs. 20e. — *Fracture compliquée de la jambe gauche. — Extraction d'une esquille. — Appareil plâtré. — Aspiration continue. — Guérison.*

Perrin (Charles), âgé de 27 ans, peintre en bâtiments, se fit en tombant d'une échelle une fracture grave de la jambe gauche pour laquelle il fut apporté à l'Hôtel-Dieu, le 30 décembre 1867. Les deux os étaient brisés, la peau déchirée, une esquille du tibia faisait saillie et put être enlevée facilement avec une pince et des ciseaux. Le membre fut immédiatement placé dans un appareil plâtré à trois attelles, deux latérales et une postérieure; la plaie placée à la partie interne et antérieure fut couverte de charpie imbibée de teinture d'arnica, et le tout fut placé dans le manchon de caoutchouc de l'appareil aspirateur. Chaque jour on fit des injections de teinture d'arnica dans l'intérieur du manchon, sans faire éprouver au membre aucun mouvement. Sous l'influence de ce traitement la fracture se comporta comme une fracture simple, et le malade sortit de l'hôpital le 6 février 1868, après seulement 58 jours de séjour à l'hôpital, pour aller à Vincennes en convalescence.

Obs. 21ᵉ. — *Nécrose du tibia.* — *Extraction du séquestre après résection d'une portion de l'os.* — *Aspiration continue.* — *Guérison.*

Huillier, 16 ans, vint à l'Hôtel-Dieu, le 22 octobre 1866, pour une ostéite du tibia terminée par nécrose d'une grande partie de la diaphyse de cet os.

Le 19 novembre, on fit l'extraction des parties nécrosées, après avoir incisé largement les parties molles et sculpté l'os de nouvelle formation; le pansement consista dans l'application de charpie imbibée de teinture d'arnica et l'emploi de l'aspiration continue, qui fut laissée en place pendant vingt jours. La plaie se détergea promptement; cependant la cicatrisation complète fut longue à se produire, et le malade ne sortit guéri de l'hôpital que le 16 août 1867.

Obs. 22ᵉ. — *Fracture compliquée de la jambe droite.* — *Résection de 0,025 du tibia.* — *Aspiration continue.* — *Guérison.*

Vallot (Alexandre), menuisier, âgé de 50 ans, fut apporté à l'Hôtel-Dieu, le 29 septembre 1866, pour une fracture compliquée de la jambe droite produite par une pièce de bois.

La fracture fut d'abord maintenue dans un appareil plâtré et la plaie pansée avec la teinture d'arnica. Le 15 octobre, le

fragment supérieur du tibia faisait une saillie considérable et
ne pouvant être maintenue en place, fut réséqué dans une
étendue de 0^m,025, ce qui permit de réduire exactement
les fragments et de les maintenir. Les bords de la plaie
purent être rapprochés avec des bandelettes; on appliqua
comme pansement des plumasseaux de charpie imbibés de
teinture d'arnica, et par-dessus le tout on plaça le manchon
de caoutchouc pour l'aspiration continue.

Dès ce moment, la plaie marcha d'une manière régulière
vers la guérison, et le malade put sortir de l'hôpital le 1er février 1867.

Obs. 23e. — *Fracture compliquée de la jambe gauche. — Appareil plâtré. — Aspiration continue. — Guérison.*

Germain (Édouard), âgé de 20 ans, fut apporté à l'Hôtel-Dieu,
salle Saint-Jean, n° 20, pour une fracture de la jambe gauche,
avec plaie donnant issue au fragment supérieur du tibia.
Le 5 février 1868, à la visite du matin, M. Maisonneuve, ayant
réduit la fracture, appliqua pour la maintenir son appareil
plâtré, composé de compresses longuettes imprégnées de
plâtre liquide. Après la dessiccation de cet appareil, la plaie
laissée à découvert fut pansée avec de la charpie imbibée de
teinture d'arnica, puis enveloppée du manchon de l'appareil
aspirateur. Pendant les premiers jours, l'aspiration entraîna
une certaine quantité de sang, puis de la suppuration sanieuse,
puis enfin de la suppuration franche. Chaque jour on examina
la plaie, qui se détergea promptement et marcha rapidement
vers la cicatrisation, sans que le malade eût un instant de
fièvre. Le 19, la cicatrice étant presque entièrement terminée,
le manchon fut supprimé et l'on se contenta du pansement
avec la teinture d'arnica. La consolidation marcha de la manière la plus régulière comme s'il se fût agi d'une fracture

simple, et, le 21 mars, le malade quittait l'hôpital pour aller à la maison de convalescence de Vincennes.

Obs. 24ᵉ. — *Extraction de l'astragale. — Aspiration continue.
— Guérison.*

Hubert (Jean-Xavier), 22 ans, fut apporté à l'Hôtel-Dieu, le 8 juin 1868, pour une blessure grave qu'il s'était faite au pied droit en tombant d'une hauteur de deux mètres.

La malléole externe était brisée au-dessus de son articulation tibiale, la malléole interne était arrachée, l'astragale tourné sur son axe présentait à travers la plaie des téguments sa poulie tibiale tournée en dedans, le pied était à demi luxé en dehors; en l'absence du chirurgien, le pied avait été remis en place et soumis à l'irrigation continue. Ce premier traitement fut continué pendant quatre jours.

M. Maisonneuve recourut ensuite au pansement alcoolique, puis, ayant jugé que la période des accidents primitifs était passée, décida de faire l'extraction de l'astragale. Cette opération eut lieu le 16 juillet; on reconnut alors que cet os avait été non-seulement luxé, mais brisé au niveau de son col. Les deux fragments furent extraits par une incision qui agrandit seulement la plaie primitive.

La plaie fut ensuite nettoyée avec soin et lavée à l'alcool phéniqué, les bords en furent rapprochés doucement avec des bandelettes de diachylon; on la recouvrit ensuite de gâteaux de charpie et de compresses imprégnées de teinture d'arnica, puis le tout fut enveloppé du manchon de caoutchouc et soumis à l'aspiration continue. Pendant les premiers jours qui suivirent cette opération, on évita de lever l'appareil et l'on se contenta d'injecter chaque jour, dans le manchon de caoutchouc, un quart de litre environ de teinture d'arnica, laquelle se mêlant aux sécrétions de la plaie, les rendaient imputrescibles et les diluaient de manière à permettre leur extraction facile au moyen de la pompe aspiratrice.

Sous l'influence de ce pansement, la plaie marcha rapidement et sans réaction fébrile, vers la guérison. On crut devoir néanmoins garder le malade à l'hôpital juqu'au 1er octobre, où il fut envoyé à Vincennes achever sa convalescence.

Obs. 25e. — *Vaste abcès de la cuisse gauche, resté fistuleux après ouverture. — Aspiration continue. — Guérison.*

Broche, Louis, âgé de 16 ans, vint à l'Hôtel-Dieu, le 20 décembre 1867, pour un énorme abcès de la partie supérieure de la cuisse gauche. Ce membre avait acquis un volume presque double de celui de l'autre côté, mais ce volume était régulier et sans bosselure; du côté du rachis, on ne remarquait aucune déviation, aucune saillie ou dépression; les mouvements de l'articulation étaient libres. M. Maisonneuve fit d'abord une ponction qui donna issue à une énorme quantité de pus normal, mais l'ouverture de la ponction, au lieu de se fermer, resta fistuleuse, le pus devenait séreux et fétide. Il devint urgent d'en produire l'évacuation. C'est alors que M. Maisonneuve se décida à faire l'application de son appareil aspirateur, en se servant, au lieu du manchon, d'une capsule en bois analogue à celle des biberons. Cette application eut un plein succès, l'abcès se vida complétement dans le flacon, et après 5 jours de l'application de l'appareil, le malade se trouvait complétement guéri.

Obs. 26e. — *Plaie pénétrante du genou. — Accidents graves d'inflammation articulaire. — Aspiration continue. — Guérison.*

Lendormi, 45 ans, fut admis à l'Hôtel-Dieu, le 6 octobre 1868, pour une plaie pénétrante de l'articulation du genou.

Il raconta que dans une rixe, il reçut un coup de couteau dans le genou, que d'abord il n'y fit qu'une médiocre attention, et qu'il continua à marcher pendant une demi-heure. C'est le soir seulement qu'il comprit que cette blessure pouvait être grave; le lendemain matin, il se décida à entrer à l'Hôtel-Dieu. A la visite, M. Maisonneuve trouva le genou tendu, rouge et douloureux; sur le côté interne, à $0^m,02$ du bord de la rotule, existait une plaie oblique longue de $0^m,01$ 1/2, d'où suintait de la synovie.

On se contenta d'abord d'appliquer six ventouses scarifiées et des cataplasmes émollients. Mais le lendemain, les accidents inflammatoires devenant plus menaçants, M. Maisonneuve appliqua l'aspiration continue, en employant, au lieu d'un manchon, une simple capsule de caoutchouc de $0^m,05$ de diamètre. Cet appareil simple fonctionna parfaitement, la synovie fut aspirée, le gonflement du genou disparut, la rougeur, la douleur et tous les autres phénomènes inflammatoires cessèrent rapidement, et le 15 octobre le malade put être considéré comme guéri.

Nous ferons remarquer que la simple capsule, dont nous avons fait usage dans ces deux dernières circonstances, remplace parfaitement le manchon de caoutchouc pour tous les cas où il s'agit d'extraire un liquide d'une cavité profonde, et de plus est d'une application infiniment plus simple et plus facile. Dans toutes les hydropisies articulaires, dans l'hydrothorax, les kystes divers, les abcès par congestion, elle nous a rendu et est appelée à rendre d'éminents services.

Obs. 27ᵉ. — *Arthrite suppurée du coude. — Résection. — Aspiration continue. — Guérison.*

Laurent (Mélanie), 47 ans, femme de ménage, entra à l'Hôtel-Dieu, le 28 mars 1868, pour une tumeur blanche suppurée du coude avec nécrose de l'olécrâne, du côté droit.

Pendant plusieurs mois elle fut soumise à un traitement reconstituant et dépuratif, et c'est seulement le 21 janvier 1869, qu'elle fut soumise à la résection du coude.

L'opération fut pratiquée pendant le sommeil anesthésique au moyen d'une incision en T sur la partie postérieure et le côté interne de l'articulation. Le nerf cubital ayant été dégagé de sa gouttière et refoulé en avant, on fit d'abord la section de l'olécrâne; puis, faisant saillir successivement l'extrémité de l'humérus et du cubitus, on en fit la résection avec une scie ordinaire. La plaie fut ensuite lavée à l'alcool, ses bords rapprochés avec quelques bandelettes de diachylon. On entoura la plaie de charpie imbibée de teinture d'arnica, et par-dessus le tout on appliqua le manchon de l'appareil aspirateur.

Les suites de l'opération furent de la plus grande simplicité; il n'y eut pas un instant de fièvre, la cicatrisation marcha rapidement, et le 27 mars, la guérison étant complète, la malade sortit de l'hôpital pouvant déjà se servir de son bras.

L'application du manchon aspirateur avait été continuée pendant trois semaines et ne fut levée que quatre fois dans cet intervalle.

Obs. 28ᵉ. — *Amputation du gros orteil et de la tête du premier métatarsien.— Pansement alcoolique.— Aspiration continue. — Guérison.*

Boulnois (Jean-Baptiste), 33 ans, garçon d'écurie, entra à l'Hôtel-Dieu, le 27 janvier 1868, pour une carie de l'articulation métatarso-phalangienne du gros orteil droit.

L'amputation fut pratiquée par la méthode à lambeaux, le 7 février, la plaie lavée à l'alcool rapprochée par des bandelettes, couverte de plumasseaux trempés dans la teinture d'arnica et le pied enveloppé du manchon de caoutchouc de l'appareil aspirateur.

Sous l'influence de ce pansement continué 10 jours, la cicatrisation s'opéra par première intention, et, le 19 mars, le malade sortait de l'hôpital.

Les faits que nous venons de rapporter démontrent surabondamment quelle puissance possède la méthode d'*aspiration continue* pour l'élimination des liquides morts dans les traumatismes les plus graves, et surtout dans les amputations des membres.

Ils lui assignent sans contredit le premier rang parmi ces méthodes précieuses d'*élimination* qui comptaient déjà celles des pansements absorbants, — des contre-ouvertures — du drainage — de la compression expulsive — de l'irrigation continue, et dont l'expérience des siècles avait consacré les avantages. Mais ils mettent surtout en évidence la vérité et la fécondité de cette doctrine de l'intoxication que nous nous efforçons, depuis nombre d'années, de substituer dans la science chirurgicale à l'ancienne théorie si vague et si stérile de l'irritation.

PARIS. — IMP. SIMON RAÇON ET COMP., RUE D'ERFURTH, 1

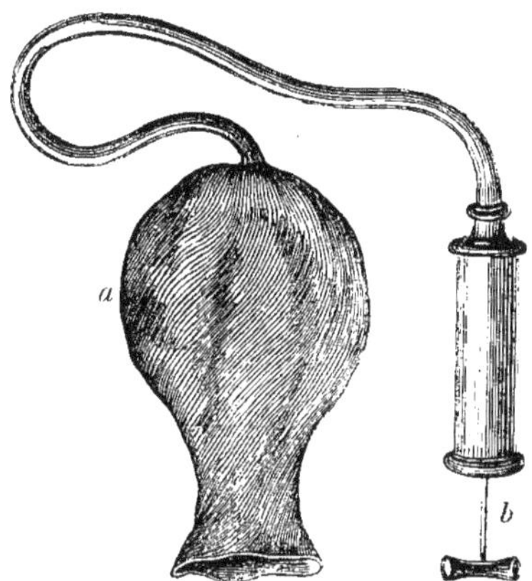

N° 1. — Appareil aspirateur simple, imaginé et appliqué en 1849, à l'hôpital Cochin, par M. Maisonneuve.

a Manchon de caoutchouc. *b* Pompe aspirante.

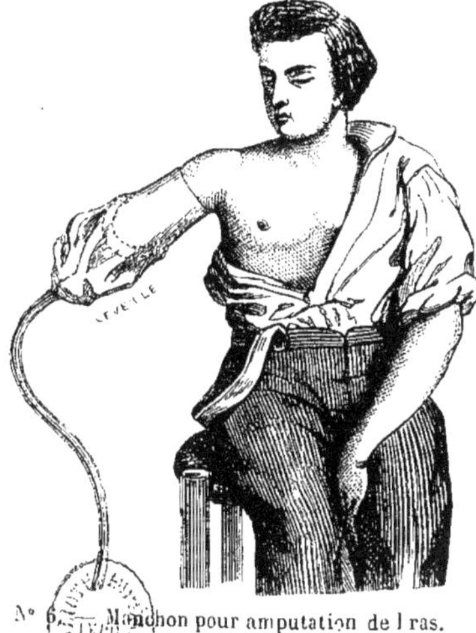

N° 6. — Manchon pour amputation de l'ras.

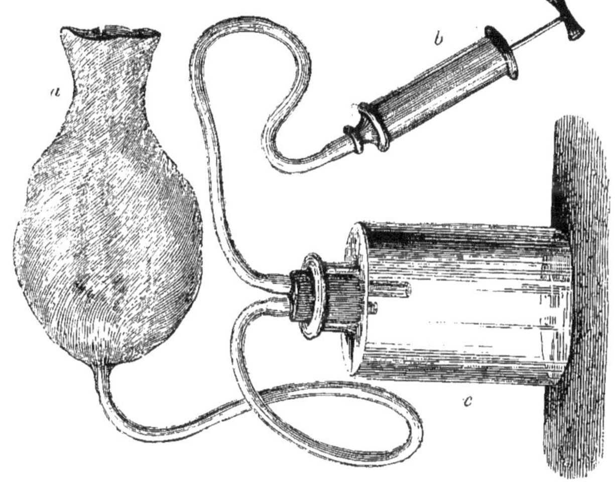

N° 2. — Appareil aspirateur à effet continu, imaginé et appliqué en 1866, à l'Hôtel-Dieu, par M. Maisonneuve.

a Manchon de caoutchouc. — *b* Pompe aspirante. — *c* Flacon de verre intermédiaire à la pompe et au manchon.

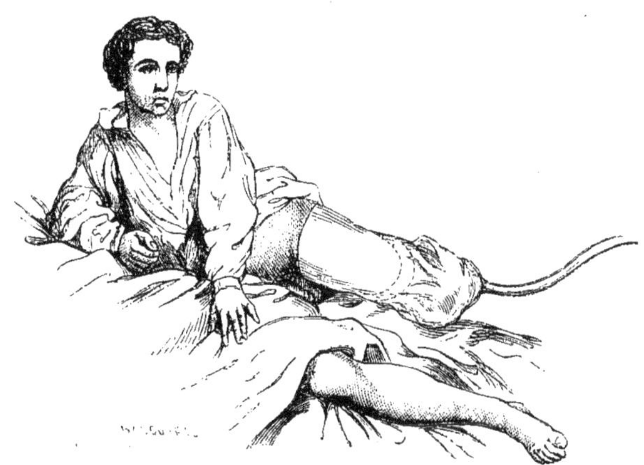

N° 5. — Manchon pour amputation de cuisse.

www.ingramcontent.com/pod-product-compliance
Ingram Content Group UK Ltd.
Pitfield, Milton Keynes, MK11 3LW, UK
UKHW021645090726
13657UKWH00004B/1768